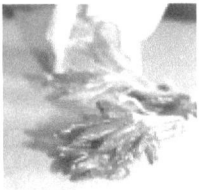

Inhaltsverzeichnis:

Einleitung:

Capsaicin und oxidativer Stress:

Schmerzlindernde Eigenschaften von Capsaicin:

Limitationen der Anwendung von Capsaicin:

Referenzen:

Impressum:

© 2019 Wien, Österreich, von Christopher Schütze; Alle Literaturangaben finden sich im Inhaltsverzeichnis.

Zusammenfassung:

Capsaicin ist ein chemosensorisches Molekül, das aus Chilischoten der Capsicum-Pflanze gewonnen wird. Es weist analgetische (1) und entzündugsspezifische Eigenschaften auf (2) und wird zur Linderung neurogener Schmerzen und zur Behandlung von rheumatoider Arthritis eingesetzt (3). Es wurde berichtet, dass Capsaicin die Blutplättchenaggregation (4), das Bakterienwachstum (5) und die Expansion von Prostata- und Lungenkrebszellen hemmen könnte. (6) Capsaicin zeigt auch signifikante therapeutische und chemopräventive Eigenschaften gegen bestimmte Mutagene und Karzinogene. (7) Zusätzlich wurde Capsaicin vorgeschlagen, um Fettgewebe und Triglyceride zu reduzieren (8) und den Appetit zu verringern. (9, 10)

Dieses Buch gibt einen Überblick über die Wirkungsweise von Cpasaicin auf verschiedene Stoffwechselprozesse auf Basis wissenschaftlicher Erkenntnisse.

Einleitung:

Capsaicin ist eine Verbindung, die in Chilischoten vorkommt und für deren brennende und reizende Wirkung verantwortlich ist. Capsaicin erzeugt neben dem Wärmegefühl auch Schmerzen und ist daher ein wichtiges Hilfsmittel bei der Untersuchung von Schmerzen. In Hinblick auf Schmerzmechanismen und die Entwicklung neuartiger Analgetika kann Capsaicin als eine der wichtigsten Wissensquellen auf dem Gebiet der Schmerzen angesehen werden. Interessanterweise haben viele neuere Studien wissenschaftlich bestätigt, was in einigen Kulturen bereits bekannt war: Capsaicin kann auch zur Schmerzlinderung eingesetzt werden. (11, 12)

Es existieren Studien, die Capsaicin in Hinblick auf Wirkungsweisen bei rheumatoider Arthritis, postoperativen Schmerzen sowie chronischen neuropathischen und muskuloskelettalen Schmerzen, sowie bei metabolischem Syndrom analysieren. (13, 14)

Capsaicin ist als Cremes und Pflaster zur Behandlung von Schmerzen bei Neuralgien und Neuropathien im Handel erhältlich. (15, 16)

Capsaicin wurde erstmals 1876 isoliert (17), seine Struktur wurde 1919 bestimmt (18) und 1930 chemisch synthetisiert. (19, 20-23)

Dieses Buch gibt einen Überblick über die Wirkungsweise von Cpasaicin auf verschiedene Stoffwechselprozesse auf Basis wissenschaftlicher Erkenntnisse.

Wirkungsweise von Capsaicin auf unterschiedliche Stoffwechselprozesse:

Capsaicin ist das in Capsicum-Früchten am häufigsten vorkommende und natürlich vorkommende Alkamid. Seit seiner Entdeckung im 19. Jahrhundert sind die therapeutischen Rollen von Capsaicin gut charakterisiert. Die möglichen Anwendungen von Capsaicin reichen von Lebensmittelaromen bis hin zu Therapeutika. (1-16)

In der Tat haben Capsaicin und einige seiner Analoga in der klinischen Forschung über mehr als tausend Patente berichtet. Frühere Aufzeichnungen deuten auf pleiotrope pharmakologische Aktivität von Capsaicin hin, wie Analgetika, Anti-Adipositas-, Anti-Juckreiz-, entzündungshemmende, anti-apoptotische, Anti-Krebs-, Antioxidans- und neuroprotektive Funktionen hin. Darüber hinaus belegen aufkommende Daten die klinische Bedeutung bei der Behandlung von Gefäßerkrankungen, metabolischem Syndrom und gastro-protektiven Wirkungen. (1-16)

Capsaicin ist ein amphiphiles Molekül und kann in die Phospholipiddoppelschicht eingebaut werden und physikalisch-chemische Eigenschaften von Zellmembranen wie Membranfluidität, Ionenpermeabilität und Phasentrennung beeinflussen. [18-20]

Entzündungshemmende Eigenschaften von Cpasaicin:

Es wurde ein Zusammenhang zwischen Entzündung und Entwicklung von Stoffwechselstörungen einschließlich Fettleibigkeit hergestellt. (150, 151, 152) Chronische Entzündungen in geringem Ausmaß im Fettgewebe gelten heute als Auslöser für Schäden im Fettgewebe, die zur Adipogenese beitragen. (153) So wurden mit Erfolg entzündungshemmende Verbindungen zur Verringerung der Fettleibigkeit eingesetzt. (154, 155, 156, 157, 158, 159, 160) Capsaicin wurde in Stoffwechselstudien als wirksames entzündungshemmendes Molekül charakterisiert. (74,76,77,81,105,147) Basierend auf diesen Ergebnissen kann angenommen werden, dass Capsaicin als wirksames entzündungshemmendes Molekül metabolische Entzündungszustände wie Fettleibigkeit, Diabetes, Osteoarthritis und nichtalkoholische Fettlebererkrankungen abschwächen könnte. (23)

Capsaicin und oxidativer Stress:

Oxidativer Stress ist eine wichtige Determinante für die Entwicklung des metabolischen Syndroms und der damit verbundenen Komplikationen. (24, 25) Bei gesunden Ratten reduzierte Capsaicin den oxidativen Stress, wie gezeigt werden konnte. (26, 27)

Capsaicin verhinderte die Lipidperoxidation und Carbonylbildung in Proteinen in menschlichen Erythrozyten, die oxidativem Stress ausgesetzt waren. (28) Somit könnte Capsaicin den erhöhten oxidativen Stress, der eine Stoffwechselerkrankung kennzeichnet, wirksam reduzieren. (26)

Schmerzlindernde Eigenschaften von Capsaicin:

Analgetische Wirkungen von Capsaicinoiden wurden eingehend auf ihre analgetische Wirkung untersucht. (27, 28) Die orale oder lokale Gabe von Capsaicin lindert Entzündungen und Schmerzen aufgrund von rheumatoider Arthritis, Fibromyalgie und chemischer Hyperalgesie. (29)

Indikationen hierfür sind beispielsweise Muskelschmerzen oder auch Muskelverspannungen, wenn diese insbesondere im Bereich der Wirbelsäule vorhanden sind. In rezeptfreien Analgetika-Cremes sind niedrige Capsaicin-Konzentrationen enthalten. Hohe Capsaicin-Konzentrationen wurden zur Behandlung von neuropathischen Schmerzen (z. B. Qutenza / NGX-4010), postoperativen Schmerzen (z. B. Adlea; Anesiva Inc.) und Cluster-Kopfschmerzen (z. B. Civamide; Winston Laboratories) untersucht. (30, 31, 32) Der Leser wird auf weiterführende Literatur zu diesem Thema verwiesen. [33, 34, 35-40]

Unerwünschte Effekte können lokale Erscheinungen, wie Brennen oder Reaktionen wie Hautrötung sein. (38-40)

Limitationen der Anwendung von Capsaicin:

Die starke Schärfe von Capsaicin kann die Compliance als Nahrungsergänzungsmittel einschränken, auch wenn Capsaicin üblicherweise durch den Zusatz von Chili als Gewürz in Lebensmitteln konsumiert wird. Diese Einschränkung wurde bei der Behandlung chronischer Schmerzen durch topische Anwendungen wie Cremes oder Pflaster überwunden. (41, 42)

Obwohl Capsaicin für die Schmerzbehandlung angewendet wird (43, 44-46) und im Handel erhältlich ist, müssen bei chronischen Interventionen nachteilige Auswirkungen berücksichtigt werden. Ungefähr 10% der mit Capsaicin-Pflastern behandelten Patienten berichteten über Nebenwirkungen, einschließlich Erythem und Schmerzen an der Applikationsstelle. (23, 44)

Inwieweit tierexperimentelle Studien auf den Menschen anwendbar sind, bleibt abzuwarten.

Referenzen:

1. Caterina M.J., Leffler A., Malmberg A.B., Martin W.J., Trafton J., Petersen-Zeitz K.R., Koltzenburg M., Basbaum A.I., Julius D. Impaired nociception and pain sensation in mice lacking the capsaicin receptor. Science. 2000;288:306–313. doi: 10.1126/science.288.5464.306.

2. Kim C.-S., Kawada T., Kim B.-S., Han I.S., Choe S.Y., Kurata T., Yu R. Capsaicin exhibits anti-inflammatory property by inhibiting IkB-a degradation in LPS-stimulated peritoneal macrophages. Cell Signal. 2003;15:299–306. doi: 10.1016/S0898-6568(02)00086-4.

3. Szallasi A., Blumberg P.M. Vanilloid receptors: New insights enhance potential as a therapeutic target. Pain. 1996;68:195–208. doi: 10.1016/S0304-3959(96)03202-2.

4. Hogaboam C.M., Wallace J.L. Inhibition of platelet aggregation by capsaicin. An effect unrelated to actions on sensory afferent neurons. Eur. J. Pharmacol. 1991;202:129–131. doi: 10.1016/0014-2999(91)90267-T.

5. Cichewicz R.H., Thorpe P.A. The antimicrobial properties of chile peppers (Capsicum species) and their uses in Mayan medicine. J.

Ethnopharmacol. 1996;52:61–70.   doi: 10.1016/0378-8741(96)01384-0

6. Zhang R., Humphreys I., Sahu R.P., Shi Y., Srivastava S.K. In vitro and in vivo induction of apoptosis by capsaicin in pancreatic cancer cells is mediated through ROS generation and mitochondrial death   pathway. Apoptosis. 2008;13:1465–1478.   doi: 10.1007/s10495-008-0278-6.

7. Kawada T., Hagihara K.-I., Iwai K. Effects of capsaicin on lipid metabolism in rats fed a high fat diet. J. Nutr. 1986;116:1272–1278. doi: 10.1093/jn/116.7.1272.

8. Lim K., Yoshioka M., Kikuzato S., Kiyonaga A., Tanaka H., Shindo M., Suzuki M. Dietary red pepper ingestion increases carbohydrate oxidation at rest and during exercise in runners. Med. Sci. Sports Exerc. 1997;29:355–361. doi: 10.1097/00005768-199703000-00010.

9. Yoshioka M., St-Pierre S., Drapeau V., Dionne I., Doucet E., Suzuki M., Tremblay A. Effects of red pepper on appetite and energy   intake. Br.   J.   Nutr. 1999;82:115–123.   doi: 10.1017/S0007114599001269

10. Neha Sharma, Huong T. T. Phan, Tsuyoshi Yoda, Naofumi Shimokawa, Mun'delanji C. Vestergaard, Masahiro Takagi. Effects of Capsaicin on Biomimetic Membranes. Biomimetics (Basel) 2019 Mar; 4(1): 17.

11. Wolkerstorfer A., Handler N., Buschmann H. New approaches to treating pain. Bioorg. Med. Chem. Lett. 2016;26:1103–1119. doi: 10.1016/j.bmcl.2015.12.103.

12. Victor Fattori, Miriam S. N. Hohmann, Ana C. Rossaneis, Felipe A. Pinho-Ribeiro, Waldiceu A. Verri, Jr.. Capsaicin: Current Understanding of Its Mechanisms and Therapy of Pain and Other Pre-Clinical and Clinical Uses. Molecules. 2016 Jul; 21(7): 844.

13. Sunil K. Panchal, Edward Bliss, Lindsay Brown. Capsaicin in Metabolic Syndrome. Nutrients. 2018 May; 10(5): 630. Published online 2018 May 17.

14. Patowary P., Pathak M.P., Zaman K., Raju P.S., Chattopadhyay P. Research progress of capsaicin responses to various pharmacological challenges. Biomed. Pharmacother. 2017;96:1501–1512. doi: 10.1016/j.biopha.2017.11.124.

15. Groninger H., Schisler R.E. Topical capsaicin for neuropathic pain #255. J. Palliat. Med. 2012;15:946–947. doi: 10.1089/jpm.2012.9571.

16. Jones V.M., Moore K.A., Peterson D.M. Capsaicin 8% topical patch (Qutenza)—A review of the evidence. J. Pain Palliat. Care Pharmacother. 2011;25:32–41.

17. Thresh J.C. Capsaicin, the active principle of capsicum fruits. Pharm. J. Trans. 1876;7:259–260.

18. Aranda F.J., Villalaín J., Gómez-Fernández J.C. Capsaicin affects the structure and phase organization of phospholipid membranes. Biochim. Biophys. Acta. 1995;1234:225–234. doi: 10.1016/0005-2736(94)00293-X.

19. Buck S.H., Burks T.F. The neuropharmacology of capsaicin: Review of some recent observations. Pharmacol. Rev. 1986;38:179–226.

20. Govindarajan V.S., Sathyanarayana M.N. Capsicum—production, technology, chemistry, and quality. Part, V. Impact on physiology, pharmacology, nutrition, and metabolism; structure, pungency, pain, and desensitization sequences. Crit. Rev. Food Sci. Nutr. 1991;29:435–474.

21. Nelson E.K. The constitution of capsaicin, the pungent principle of capsicum. J. Am. Chem. Soc. 1919;41:1115–1121. doi: 10.1021/ja02228a011.

22. Späth E., Darling S.F. Synthese des capsaicins. Eur. J. Inorg. Chem. 1930;63:737–743. doi: 10.1002/cber.19300630331.

23. Shaherin Basith, Minghua Cui, Sunhye Hong, and Sun Choi. Harnessing the Therapeutic Potential of Capsaicin and Its Analogues in Pain and Other Diseases. Molecules. 2016 Aug; 21(8): 966.

24. Roberts CK, Sindhu KK. Oxidative stress and metabolic syndrome. Life Sci. 2009 May 22; 84(21-22):705-12.

25. Mahjoub S, Masrour-Roudsari J. Role of oxidative stress in pathogenesis of metabolic syndrome.

Caspian J Intern Med. 2012 Winter; 3(1):386-96.

26. Medina-Contreras JML, Colado-Velázquez J 3rd, Gómez-Viquez NL, Mailloux-Salinas P, Pérez-Torres I, Aranda-Fraustro A, Carvajal K, Bravo G. Effects of topical capsaicin combined with moderate exercise on insulin resistance, body weight and oxidative stress in hypoestrogenic obese rats. Int J Obes (Lond). 2017 May; 41(5):750-758.

27. Lee CY, Kim M, Yoon SW, Lee CH. Short-term control of capsaicin on blood and oxidative stress of rats in vivo. Phytother Res. 2003 May; 17(5):454-8.

28. Luqman S, Rizvi SI. Protection of lipid peroxidation and carbonyl formation in proteins by capsaicin in human erythrocytes subjected to oxidative stress. Phytother Res. 2006 Apr; 20(4):303-6.

29. Sharma SK, Vij AS, Sharma M. Mechanisms and clinical uses of capsaicin. Eur J Pharmacol. 2013 Nov 15; 720(1-3):55-62.

30. Remadevi R, Szallisi A. Adlea (ALGRX-4975), an injectable capsaicin (TRPV1 receptor agonist) formulation for longlasting pain relief. IDrugs. 2008 Feb; 11(2):120-32.

31. Wong GY, Gavva NR. Therapeutic potential of vanilloid receptor TRPV1 agonists and antagonists as analgesics: Recent advances and setbacks.. Brain Res Rev. 2009 Apr; 60(1):267-77.

32. William D. Rollyson, Cody A. Stover, Kathleen C. Brown, Haley E. Perry, Cathryn D. Stevenson, Christopher A. McNees, John G. Ball, Monica A. Valentovic, Piyali Dasgupta. Bioavailability of capsaicin and its implications for drug delivery. J Control Release. Author manuscript; available in PMC 2015 Dec 28.

18

33. O'Neill J, Brock C, Olesen AE, Andresen T, Nilsson M, Dickenson AH. Unravelling the mystery of capsaicin: a tool to understand and treat pain.n Pharmacol Rev. 2012 Oct; 64(4):939-71.

34. Sharma SK, Vij AS, Sharma M. Mechanisms and clinical uses of capsaicin. Eur J Pharmacol. 2013 Nov 15; 720(1-3):55-62.

35. Smith H, Brooks JR. Capsaicin-based therapies for pain control, Progress in drug research. Fortschritte der Arzneimittelforschung. Progres des recherches pharmaceutiques. 2014;68:129–146.

36. Peppin JF, Pappagallo M. Capsaicinoids in the treatment of neuropathic pain: a review. Therapeutic advances in neurological disorders. 2014;7:22–32.

37. Laslett LL, Jones G. Capsaicin for osteoarthritis pain, Progress in drug research. Fortschritte der Arzneimittelforschung. Progres des recherches pharmaceutiques. 2014;68:277–291.

38. Yang XD, Fang PF, Xiang DX, Yang YY. Topical treatments for diabetic neuropathic pain.

Exp Ther Med. 2019 Mar;17(3):1963-1976. doi: 10.3892/etm.2019.7173. Epub 2019 Jan 15. Review.

39. Rosen JD, Fostini AC, Yosipovitch G. Diagnosis and Management of Neuropathic Itch.

Dermatol Clin. 2018 Jul;36(3):213-224. doi: 10.1016/j.det.2018.02.005. Epub 2018 Apr 26. Review.

40. Thapa P, Euasobhon P. Chronic postsurgical pain: current evidence for prevention and management. Korean J Pain. 2018 Jul;31(3):155-173. doi: 10.3344/kjp.2018.31.3.155. Epub 2018 Jul 2. Review.

41. Groninger H, Schisler RE. Topical capsaicin for neuropathic pain #255. J Palliat Med. 2012 Aug; 15(8):946-7.

42. Jones VM, Moore KA, Peterson DM. Capsaicin 8% topical patch (Qutenza)--a review of the evidence. J Pain Palliat Care Pharmacother. 2011; 25(1):32-41.

43. Sharma S.K., Vij A.S., Sharma M. Mechanisms and clinical uses of capsaicin. Eur. J. Pharmacol. 2013;720:55–62. doi: 10.1016/j.ejphar.2013.10.053.

44. Fattori V., Hohmann M.S., Rossaneis A.C., Pinho-Ribeiro F.A., Verri W.A. Capsaicin: Current understanding of its mechanisms and

therapy of pain and other pre-clinical and clinical uses. Molecules. 2016;21:844. doi: 10.3390/molecules21070844.

45. O'Neill J, Brock C, Olesen AE, Andresen T, Nilsson M, Dickenson AH. Unravelling the mystery of capsaicin: a tool to understand and treat pain. Pharmacol Rev. 2012 Oct; 64(4):939-71.

46. Luo XJ, Peng J, Li YJ. Recent advances in the study on capsaicinoids and capsinoids. Eur J Pharmacol. 2011 Jan 10; 650(1):1-7.

-Notizen:

Notizen:

-Notizen:

Notizen:

-Notizen:

Notizen:

-Notizen:

Notizen:

-Notizen:

Notizen:

-Notizen:

www.ingramcontent.com/pod-product-compliance
Lightning Source LLC
Chambersburg PA
CBHW020715180526
45163CB00008B/3102